BEI GRIN MACHT SICH IHR WISSEN BEZAHLT

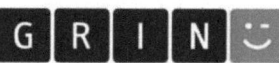

Psychologische Modelle des Gesundheitsverhaltens. Strategien zur Umsetzung der Verhaltensänderung

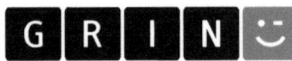

Bibliografische Information der Deutschen Nationalbibliothek:

Die Deutsche Nationalbibliothek verzeichnet diese Publikation in der Deutschen Nationalbibliografie; detaillierte bibliografische Daten sind im Internet über http://dnb.d-nb.de abrufbar.

ISBN: 9783346674685
Dieses Buch ist auch als E-Book erhältlich.

Druck und Bindung: Books on Demand GmbH, Norderstedt Germany
Gedruckt auf säurefreiem Papier aus verantwortungsvollen Quellen

Das vorliegende Werk wurde sorgfältig erarbeitet. Dennoch übernehmen Autoren und Verlag für die Richtigkeit von Angaben, Hinweisen, Links und Ratschlägen sowie eventuelle Druckfehler keine Haftung.

Das Buch bei GRIN: https://www.grin.com/document/1246242

Hausarbeit

Gesundheitspsychologie

Psychologische Modelle des Gesundheitsverhaltens: Strategien zur Verhaltensänderung in verschiedenen Phasen des Prozesses der Verhaltensänderung – abgleitet vom TTM

Inhalt

Abkürzungsverzeichnis

BMI	Body-Mass-Index (Körpermasseindex)
HAPA	Health Action Process Approach
HBM	Health Belief-Modell
KHK	Koronare Herzkrankheit
o.g.	oben genannte
SCT	Social-Cognitive Theory
sog.	sogenannte
s.u.	siehe unten
SWE	Selbstwirksamkeitserwartung
TTM	Transtheoretisches Modell

Abbildungsverzeichnis

Tabellenverzeichnis

1   Einleitung

Die Folgen mangelnder körperlicher Bewegung sind gravierend: Bereits im Jahr 2008 waren weltweit 5,3 Millionen Todesfälle ursächlich auf physische Inaktivität zurückzuführen (Lee et al., 2012, S. 219). Diese steigert das Risiko für diverse nichtübertragbare Krankheiten, wie z.B. kardiovaskuläre Erkrankungen, Diabetes mellitus Typ 2 oder Brust- und Darmkrebs. Darüber hinaus verkürzt sie die Lebenserwartung (Pawlik, S. 8) und ist u.a. verantwortlich für Probleme des Bewegungsapparates, wie z.b. Rückenschmerzen (Techniker Krankenkasse, 2016, S. 12). Die Beseitigung der körperlichen Inaktivität kann somit die Gesundheit verbessern und die Lebenserwartung erhöhen (Lee et al., 2012, S. 219).

Empirisch gesichert ist, dass regelmäßige Bewegung sowohl präventiv wie therapeutisch eine relevante Gesundheitsressource darstellt. Körperliche Aktivität hat für Menschen in jeder Altersklasse positive Effekte für die physische und psychische Gesundheit (Füzéki & Banzer, 2019, S. 342). Somit ist bekannt, dass Sport und Bewegung die Gesundheit nachhaltig verbessern. Gleichwohl bewegen sich Menschen zu wenig. Die Gründe dafür liegen überwiegend in der fehlenden Motivation (Abb. 1) (Techniker Krankenkasse, 2016, S. 31). Aber warum schaffen es Personen häufig nicht, ihr Verhalten zu ändern, auch wenn bereits die Absicht dazu gebildet wurde (Lippke & Steinkopf, 2018, S. 99)? Ein wesentlicher Prädiktor für die Ausführung eines Verhaltens ist die Intention (Absicht). Ist diese stark ausgeprägt, ist die Verhaltensumsetzung sehr wahrscheinlich. Aber trotz hoch ausgeprägter Intention, wird das Verhalten oft nicht (konstant) verändert. Daher stellt sich die Frage, welche Faktoren diese sog. Intentions-Verhaltens-Lücke in Richtung Handlung beeinflussen (Dewitt, 2021, S. 2–3).

In der Gesundheitsversorgung ist es eine große Herausforderung, Personen mit gesundheitlichem Risikoverhalten zu einer Verhaltensänderung zu bewegen (Berge, 2012, S. 239). Mitarbeitende im Gesundheitswesen begegnen in ihrem Berufsalltag immer wieder Menschen, welche sich im Prozess der Verhaltensänderung an unterschiedlichen Stellen befinden: Solchen, welche noch gar keine Absicht zur Verhaltensänderung getroffen haben, ebenso, wie Personen, welche bereits ihr Verhalten erfolgreich umsetzen konnten, aber wieder rückfällig geworden sind.

Ziel dieser Arbeit ist es, auf Grundlage von ausgewählten psychologischen Modellen des Gesundheitsverhaltens, Strategien für Umsetzungen zur Verhaltensänderung für o.g. Stadien des Veränderungsprozesses abzuleiten. Den Ausgangspunkt dazu, bildet eine

Person in verschiedenen Phasen im Prozess der Verhaltensänderung hin zu mehr körperlicher Aktivität, welche zur Beratung bei einer Rehabilitations- und Präventionstraine-
rin in einem ambulanten Rehasport- und Präventionszentrum vorstellig wird.

Weiterhin soll diese Arbeit die Grenzen eines rein verhaltensbezogenen Ansatzes auf-
zeigen und darlegen, inwieweit verhältnisorientierte Interventionen diesen Ansatz ergän-
zen können.

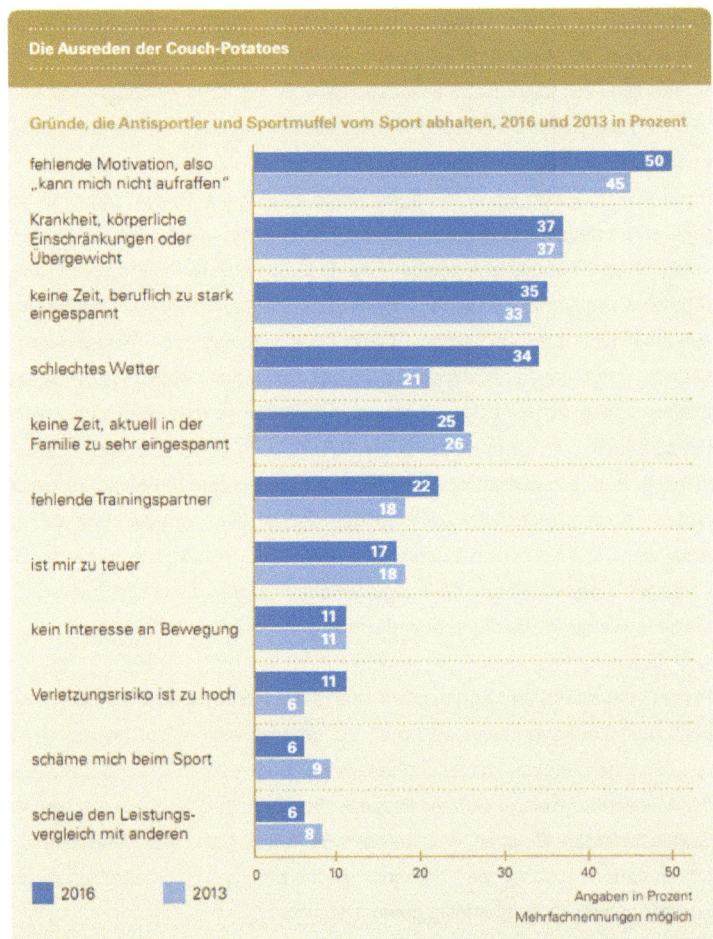

Abb.1: „Gründe, die Antisportler vom Sport abhalten, 2016 und 2013 in Prozent"
Quelle: (Techniker Krankenkasse, 2016, S. 31)

Dazu werden zunächst im folgenden Kapitel, zur besseren Einordnung des Themas Gesundheitsverhalten, die Begriffe Prävention und Gesundheitsförderung konkretisiert. Daran anschließend werden in Kap. 3 ausgewählte Modelle des Gesundheitsverhaltens vorgestellt. In Kap. 4 erfolgt die Ableitung von Strategien zur konkreten Umsetzung von Verhaltensänderung, woraufhin die Arbeit mit einer kritischen Diskussion (Kap. 5) und dem Fazit (Kap. 6) abschließt.

2   Prävention und Gesundheitsförderung

Obwohl beide Begriffe in weiten Bereichen große Überschneidungen aufweisen, gibt es doch Unterschiede, welche sich in den verschiedenen Arten der Handlungspraxis verdeutlichen (Wirtz, Kohlmann & Salewski, 2018, S. 17)

2.1   Prävention

Die **Prävention** basiert auf der pathologischen Sichtweise, welche sich auf die Entstehung von Krankheiten sowie deren hervorrufende Ursachen konzentriert (Wirtz et al., 2018, S. 17). Praevenire bedeutet wörtlich übersetzt, einer Sache zuvorkommen. Im gesundheitlichen Kontext ist damit das Zuvorkommen, bzw. Verhindern einer Krankheit oder das Verhindern der Verschlimmerung einer Krankheit gemeint. Dabei sind verschiedene Stufen der Krankheitsprävention zu unterscheiden, beispielsweise nach deren zeitlichen Verlauf: Während die **primäre Prävention** das komplette Vermeiden des erstmaligen Auftretens einer Erkrankung zum Ziel hat, geht es bei der **sekundären Prävention** darum, bereits vorhandene Symptome so früh wie möglich zu entdecken und somit ihr Fortschreiten zu unterbinden. Unter **tertiärer Prävention** sind praktisch Maßnahmen der Rehabilitation zu verstehen. Denn hier ist es das Ziel, weitere Folgen einer schon voll entwickelten Krankheit abzuwenden, bzw. zu mildern. Eine andere Unterscheidung des Begriffs erfolgt nach der Unterteilung in **Verhaltens- und Verhältnisprävention**. Die **Verhaltensprävention** legt den Schwerpunkt auf die Reduzierung von riskantem Verhalten, wie z.B. rauchen. Die **Verhältnisprävention** hingegen, bezieht sich auf die Lebensverhältnisse, in welchen sich Krankheiten entwickeln können, wie z.B. den Arbeitsplatz (Faltermaier, 2016, S. 342–343). Maßnahmen der Verhaltensprävention knüpfen somit an den individuellen Veränderungen von risikoerhöhenden Verhaltensweisen an, und verhältnispräventive Interventionen wirken auf die krankheitsbegünstigenden Umgebungsbedingungen ein (Rausch, 2019, S. 380).

2.2 Gesundheitsförderung

Grundlegend für die **Gesundheitsförderung** ist der Erhalt und die Stärkung der Gesundheit. Dies beinhaltet die gesundheitlichen Schutzfaktoren und Ressourcen des Menschen. Dieser Ansatz ist eng mit dem Konzept der Resilienz verknüpft (Wirtz et al., 2018, S. 18). Die Gesundheit soll in ihrer positiven Ausprägung gefördert werden. Dies macht ein Wissen über die Entstehung von Gesundheit und den Aufbau von Gesundheitsressourcen notwendig (Faltermaier, 2016, S. 347). Von zentraler Bedeutung ist hierbei, die Menschen für ihre Gesundheit und somit die Stärkung ihrer Selbsthilfefähigkeiten und Gesundheitskompetenz zu motivieren (Faltermaier, 2016, S. 351) und sie darin zu befähigen, durch selbstbestimmtes Handeln ihre Gesundheit zu stärken (Empowerment) (Robert Koch-Institut, 2020). Um eine möglichst hohe Qualität bei der Umsetzung von Maßnahmen in der Gesundheitsförderung zu gewährleisten, ist die Einhaltung verschiedener Kriterien notwendig. Zum einen erfordern praktische Anwendungen der wissenschaftlichen Begründung. Weiterhin ist es erforderlich, dass die Maßnahmen von Personen mit geeigneter Qualifizierung und adäquaten Methoden umgesetzt werden. Darüber hinaus müssen die Maßnahmen evaluiert werden (Faltermaier, 2016, S. 351).

Im Anschluss werden nun in Kapitel 3 ausgewählte theoretische Modelle des Gesundheitsverhaltens vorgestellt, beginnend mit der Definition des Begriffs „Gesundheitsverhalten".

3   Psychologische Modelle des Gesundheitsverhaltens

3.1   Definition Gesundheitsverhalten

Das Gesundheitsverhalten ist u.a. ein Gegenstand der Gesundheitspsychologie. Diese hat das Erleben und Verhalten von Menschen im Zusammenhang mit Gesundheit und Krankheit zum Inhalt. Hierbei liegt der Fokus besonders auf riskanten Verhaltensweisen und auf der Prävention (Lippke & Renneberg, 2006a, S. 3). Im Hinblick auf die Gesundheit können Menschen unterschiedliches Verhalten zeigen. Dabei kann sich das Verhalten generell positiv oder negativ auf die Gesundheit auswirken. Positives, schützendes und stärkendes Gesundheitsverhalten zeigt sich z.B. in gesunder Ernährung, regelmäßiger Bewegung oder der Nutzung von Sonnenschutzmitteln. Es sind Verhaltensweisen, die krankheitspräventiv und gesundheitsförderlich sind (Fuchs, Bolliger-Salzmann & Abel, 2012, S. 132). Tab. 1 gibt eine Übersicht über gesundheitsbezogene Verhaltensweisen (Salewski & Opwis, 2018, S. 35). Fünf Verhaltensweisen haben dabei einen zentralen Einfluss auf Krankheit und Mortalität. Diese „Big Five" sind: Körperliche Bewegung, Ernährung, Tabakkonsum, Alkoholkonsum und das Schlafverhalten (Fuchs et al., 2012, S. 132–133).

Gesundheitsbezogenes Verhalten beinhaltet:

*   Nachgewiesene gesundheitsförderliche Verhaltensweisen
*   Nachgewiesene gesundheitsschädigende Verhaltensweisen
*   Verhaltensweisen, die nach ihrer Ausgestaltung entweder gesundheitsförderlich oder – schädigend sein können
*   Verhaltensweisen, die zur Krankheitsverhinderung oder frühzeitigen -entdeckung dienen
*   Verhaltensweisen, die nur beim Vorliegen einer chronischen oder akuten Erkrankung relevant sind
*   Nur bei bestimmten Personengruppen gesundheitsrelevante Verhaltensweisen

Tab. 1: Gesundheitsbezogenes Verhalten

Quelle: Eigene Darstellung, in Anlehnung an (Salewski & Opwis, 2018, S. 35)

Doch wie lässt sich das Gesundheitsverhalten erklären, und welche Aspekte spielen dabei eine Rolle? Um aufzuzeigen, wie sich bestimmte Faktoren unter bestimmten Voraussetzungen beeinflussen und auf ein Kriterium einwirken, helfen verschiedene Modelle und Theorien zur Erklärung des Gesundheitsverhaltens, aus welchen sich dann Hypothesen formulieren lassen. Diese können schließlich überprüft werden und die

Grundlage für evidenzbasierte Interventionen zur Änderung des Gesundheitsverhaltens bilden (Lippke & Schüz, 2019, S. 299–300). Das Wissen darum, welche gesundheitsbezogenen Verhaltensweisen in welchem Kontext und aufgrund ähnlicher Merkmale wiederholt zu Tage treten, spielt eine zentrale Rolle für die Entwicklung wirksamer Maßnahmen zur Verhaltensänderung (Salewski & Opwis, 2018, S. 41). Wenn es also darum geht, mit bestimmten Maßnahmen gesundheitsrelevantes Verhalten zu ändern, so sollte dies auf Basis eines verhaltenstheoretischen, gesundheitspsychologischen Modells geschehen (Schüz & Möller, 2006, S. 148). Denn erst, wenn bekannt ist, warum und wie gut welche Maßnahmen bei wem Wirkung zeigen, ist es sinnvoll, solche Interventionen erfolgsversprechend voranzutreiben (Schüz & Renneberg, 2006, S. 123).

3.2 Psychologische Modelle des Gesundheitsverhaltens

Die Modelle des Gesundheitsverhaltens lassen sich in drei Arten unterteilen: Kontinuierliche Modelle, Dynamische Modelle und Hybridmodelle (Heuse & Knoll, 2018, S. 243).

In den **kontinuierlichen Modellen** werden bestimmte Faktoren ermittelt (z.B. Selbstwirksamkeitserwartung), welche sich als prädiktiv für eine Verhaltensausübung erweisen. Individuen befinden sich dabei irgendwo auf einem Kontinuum einer Verhaltenswahrscheinlichkeit (Schwarzer, 2004, S. 39). Dabei rücken sie, durch eine Steigerung der ermittelten Variablen weiter zum Verhaltensänderungspol. Das bedeutet, dass daraus abgeleitete Interventionen für alle Individuen in derselben Weise von Nutzen sein können (Heuse & Knoll, 2018, S. 244). Zu den kontinuierlichen Modellen gehören u.a. das Health Belief-Modell (Abb. 2), die Theorie des geplanten Verhaltens und die sozialkognitive Theorie (Abb.3) (Schwarzer, 2004, S. 39).

Bei den **dynamischen oder auch Stadienmodellen** ist die Grundannahme, dass sich Personen während des Prozesses der Verhaltensänderung jeweils in verschiedenen Stadien befinden, in denen unterschiedliche psychologische Faktoren bedeutsam sind. Dabei stoßen Individuen innerhalb eines Stadiums auf dieselben Hindernisse, während Personen in verschiedenen Phasen jeweils unterschiedlichen Hindernissen begegnen (Schüz & Renneberg, 2006, S. 134). Hieraus abgeleitete Maßnahmen sind somit nicht für alle Personen gleichermaßen nützlich. Vielmehr sollten sie maßgeschneidert und individuell zur jeweiligen Stadienzugehörigkeit abgestimmt sein. Beispiele für solche

Modelle sind das Transtheorethische Modell (Abb. 6) nach Prochaska und Di Clemente und das Precaution Adoption Process Model nach Weinstein (Heuse & Knoll, 2018, S. 243).

Schließlich verbinden **Hybridmodelle** sowohl Elemente der kontinuierlichen wie auch der Stadienmodelle. Hier ist v.a. das sozial-kognitive Prozessmodell gesundheitlichen Handelns (Health Action Process Approach) nach Schwarzer zu nennen (Abb. 5) (Lippke & Schüz, 2019, S. 304).

3.2.1 Modell gesundheitlicher Überzeugungen (Health Belief-Modell, HBM)

Das HBM, als erstes Modell des Gesundheitsverhaltens in den USA entwickelt, ist auch den **Furchtapell-Theorien** zuzuordnen. Diese streben eine Verhaltensänderung z.B. mittels Präventionskampagnen an, welche den Fokus auf die negativen Folgen eines Verhaltens sowie deren Risiko legen, um so die Bedrohungswahrnehmung zu steigern (Finne, Gohres & Seibt, 2021).

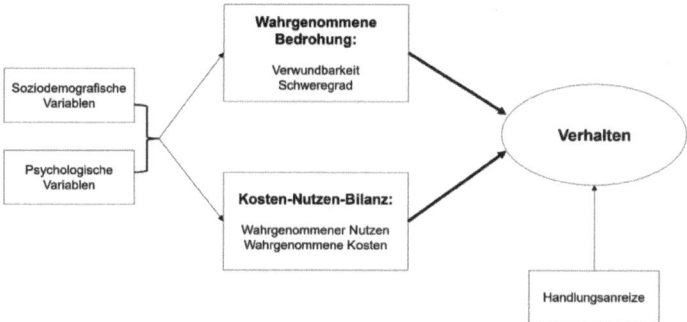

Abb.2: Health Belief-Modell.
Quelle: Eigene Darstellung, in Anlehnung an (Finne et al., 2021) und (Lippke & Renneberg, 2006b, S. 36–37).

Laut HBM wird eine Verhaltensänderung wahrscheinlicher durch die wahrgenommene gesundheitliche Bedrohung sowie durch eine Kosten-Nutzen-Abwägung. Die wahrgenommene Verwundbarkeit und der Schweregrad bilden dabei zusammen die wahrgenommene Bedrohung (s. Abb. 2). Zudem können diese Bedingungen durch weitere Variablen beeinflusst werden, wie soziodemografische Merkmale (z.B. Alter, Geschlecht) und psychologische Eigenschaften (z.B. Persönlichkeit) (Lippke & Renneberg, 2006b, S. 36). Ebenso spielen intern oder extern ausgelöste Handlungsanreize eine Rolle (z.B. ein Arztgespräch) (Finne et al., 2021).

3.2.2 Sozial-kognitive Theorie (Social-Cognitive Theory, SCT)

Sehr bedeutsam für die Verhaltensmedizin, die klinische Psychologie und die Gesundheitspsychologie ist die von Bandura stammende SCT (s. Abb. 3). Hierbei sind v.a. die **Selbstwirksamkeitserwartung (SWE)** (s.u.) und die **Ergebniserwartung** zentrale Konstrukte. Letztere bezeichnet die Erwartung einer Person, dass ein bestimmtes Verhalten tatsächlich zum Ziel führt (Pietrowsky, 2019, S. 327)

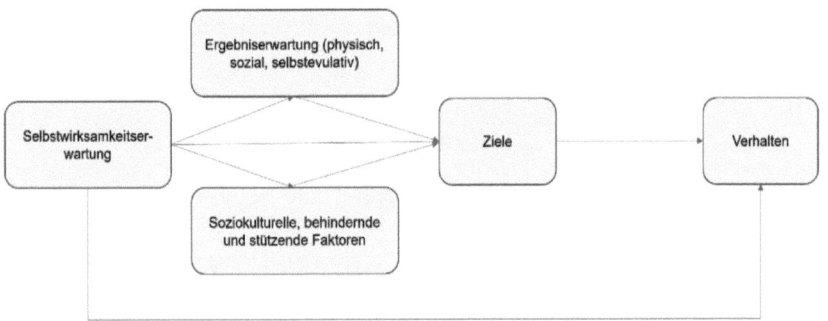

Abb. 3: Sozial-kognitive Theorie.
Quelle: Eigene Darstellung, in Anlehnung an (Lippke & Renneberg, 2006b, S. 43)

Demnach bestimmen Ziele, bzw. Intentionen, ob Personen in der Lage sind, eine Verhaltensänderung herbeizuführen, oder ob sie ihr gewohntes Verhalten beibehalten. Neben der SWE sind Barrieren und soziale Unterstützung zentrale Prädiktoren für Verhalten. Dass Menschen Kenntnis von gesundheitlichen Risiken und Vorteilen haben, also wenn sie darum Bescheid wissen, ob ihr Lebensstil ihre Gesundheit beeinflusst, dann ist es ihnen möglich, ihr Verhalten diesbezüglich zu ändern. Hierfür sind ausreichend Selbstwirksamkeits– und Ergebniserwartungen notwendig. Die Ergebniserwartung kann sowohl positiv als auch negativ sein und physische, soziale und selbstevaluative Komponenten enthalten. Daneben spielen noch soziokulturelle Faktoren eine Rolle, welche z.B. das Gesundheitssystem betreffen (Lippke & Schüz, 2019, S. 301). Diverse Forschungsarbeiten belegen, dass Selbstwirksamkeitserwartung, Ergebniserwartungen, Zielsetzung und soziale Unterstützung eine Verhaltensänderung begünstigen (Lippke & Renneberg, 2006b, S. 42)

Selbstwirksamkeitserwartung (SWE):
Viele Handlungen des Gesundheitsverhaltens (z.B. Sport treiben, moderat essen) sind häufig davon abhängig, ob Menschen sich zutrauen, dieses Verhalten anzugehen und auch beizubehalten („Wird es mir gelingen, mit dem Rauchen aufzuhören?"). Hierbei ist die Selbstwirksamkeit ein wesentlicher Faktor für erfolgreiches Handeln. Nach Jerusalem (Jerusalem, 2018, S. 127–128) bezeichnet sie die „subjektive Gewissheit, neue und schwierige Anforderungen aufgrund eigener Kompetenzen bewältigen zu können und bezieht sich explizit auf die persönliche Verfügbarkeit von Handlungen". Entwickelt wurde das Konzept der Selbstwirksamkeit von Bandura (1997). Neben der eigenen Einschätzung, ein bestimmtes Verhalten ausführen zu können, fließen auch äußere Faktoren mit ein. So können etwa neue Informationen die Einschätzungen zur Selbstwirksamkeit verändern (Jerusalem, 2018, S. 127–129). Generell ist die Selbstwirksamkeit ein hoher Prädiktor für Gesundheitsverhalten (Jerusalem, 2018, S. 135).
Nach Bandura gibt es unterschiedlich starke Quellen von Selbstwirksamkeitserwartung. Diese sind in Abb. 4 aufgeführt:

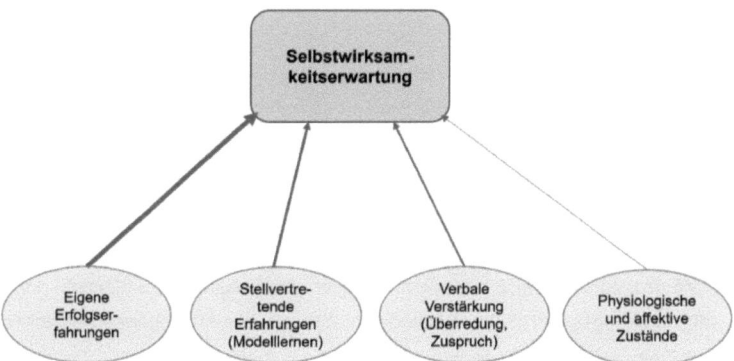

Abb. 4: Quellen von Selbstwirksamkeitserwartung – die Pfeilstärke markiert den Grad der Einflussgröße. Quelle: Eigene Darstellung, in Anlehnung an (Lippke & Renneberg, 2006b, S. 44)

3.2.3 Sozialkognitives Prozessmodell gesundheitlichen Handelns (Health Action Process Approach, HAPA)

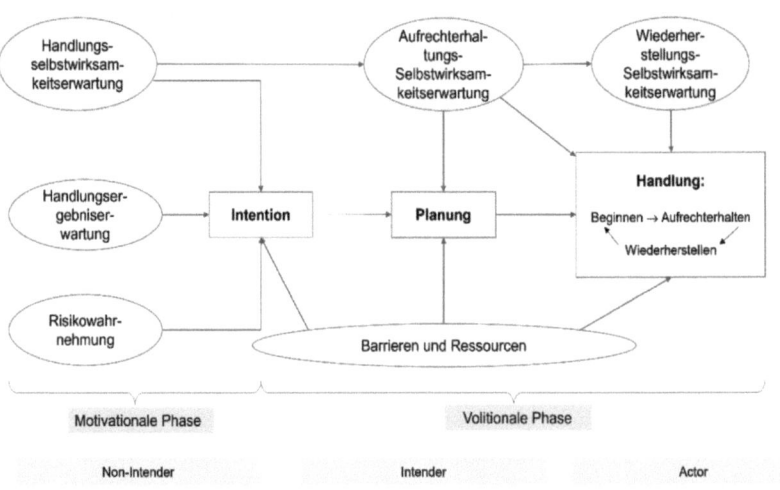

Abb. 5: Sozialkognitives Prozessmodell gesundheitlichen Handelns.
Quelle: Eigene Darstellung, in Anlehnung an (Finne et al., 2021; Heuse & Knoll, 2018, S. 252; Lippke & Schüz, 2019, S. 304)

Dieses Modell (s. Abb. 5) führt den Willen zur Handlungsausführung (die Volition) als weitere zentrale Variable auf, welche für menschliches Verhalten ausschlaggebend ist (Pietrowsky, 2006, S. 187).

Es beinhaltet motivationale (Zielsetzung), und volitionale (Pläne) Komponenten als lineare Anteile, in Kombination mit Stadien-Annahmen, weshalb es als Hybridmodell charakterisiert werden kann (Lippke & Renneberg, 2006b, S. 56).

Das von Schwarzer et al. entwickelte Modell vereint verschiedene Theorien und setzt sie zueinander in Bezug. Die Motivations- und die Volitionsphase sind die Phasen, welche mindestens bis zur Verhaltensänderung durchlaufen werden. In der Motivationsphase (prä-dezisionale Phase oder nicht-intentionales Stadium) beeinflussen drei Kognitionen die Intentionsbildung: Die Risikowahrnehmung, die Handlungsergebniserwartung und die Selbstwirksamkeitserwartung. Bis hin zur Zielsetzung zählt eine Person als Non-Intender (Finne et al., 2021; Lippke & Schüz, 2019, S. 304). Die Risikowahrnehmung gibt die subjektive Einschätzung der eigenen Verwundbarkeit und den Schweregrad einer Erkrankung an (z.B. „Ich habe ein hohes Risiko, einen Herzinfarkt zu bekommen")

(Lippke & Schüz, 2019, S. 304). Eine Kosten-Nutzen-Abwägung spiegelt sich in der Handlungsergebniserwartung wider. Darin sind diverse Handlungsalternativen mit sämtlichen Gewinnen und Hindernissen erfasst. Die SWE gibt während der Motivationsphase die grundsätzliche Zuversicht wieder, ein Verhalten umsetzen zu können (Handlungs-SWE). In der volitionalen Phase (Aufrechterhaltungs-SWE) erfasst sie den Umgang mit Herausforderungen (z.B. Barrieren) bzgl. der regelmäßigen Umsetzung des neuen Verhaltens. Im Umgang mit Rückfällen beinhaltet sie die Überzeugung, das neue Verhalten wieder aufnehmen zu können (Wiederherstellungs-SWE). Nach der gebildeten Intention in der motivationalen Phase soll diese nun in der volitionalen Phase in Handlung umgesetzt werden. Dazu bedarf es einer konkreten Planung (Wenn-Dann-Pläne → präaktionale Phase). Schließlich wird in der aktionalen Phase das geplante Verhalten umgesetzt und aufrechterhalten. Je höher hier die SWE ist, desto höher ist der Grad der Anstrengung. Im Anschluss daran wird in der postaktionalen Phase das Handeln bewertet und ausgewertet und ggf. an die Ziele angepasst oder sogar aufgegeben (Finne et al., 2021).

3.2.4 Transtheoretisches Modell der Verhaltensänderung (TTM)

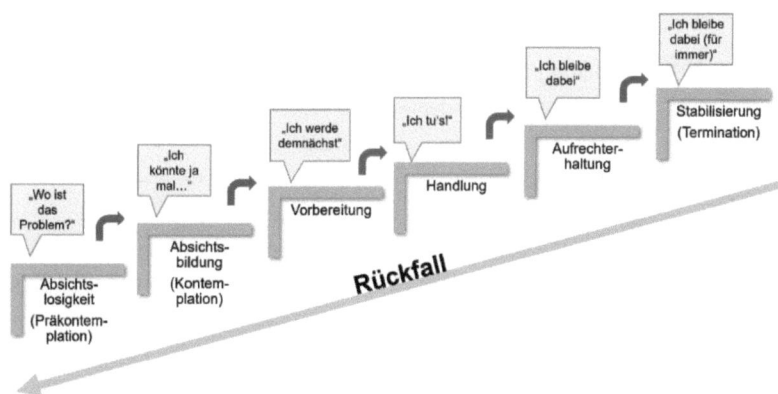

Abb. 6: Transtheoretisches Modell der Verhaltensänderung.
Quelle: Eigene Darstellung, in Anlehnung an (Finne et al., 2021; Heuse & Knoll, 2018).

Dieses, einst zur Raucherentwöhnung entwickelte Stadien Modell, folgt der Annahme, dass Menschen den Prozess der Verhaltensänderung in typischerweise bis zu sechs Stufen durchlaufen (s. Abb. 6). Wichtige Einflussgrößen sind dabei die wahrgenommenen Vor- und Nachteile, auch **Entscheidungsbalance**, und die **Selbstwirksamkeit**. Die einzelnen Phasen werden immer in der gleichen Reihenfolge durchlaufen, wobei die Verweildauer in den einzelnen Stufen unterschiedlich sein kann. Zudem kann es zu Rückfällen kommen (Finne et al., 2021). Die SWE und die Entscheidungsbalance bestimmen, wann die Verhaltensänderung eintritt (Berge, 2012, S. 240).

Die sechs Stufen sind:

1. **Absichtslosigkeit** (Präkontemplation): Die Person denkt noch nicht über eine Verhaltensänderung innerhalb der nächsten sechs Monate nach (Heuse & Knoll, 2018, S. 249) (z.B. das Rauchen einzustellen).

2. **Absichtsbildung** (Kontemplation): Es werden erste Überlegungen zur Änderung des Verhaltens angestellt. Die Person ist sich der Gesundheitsgefahren bewusst, aber Kosten und Nutzen werden noch gegeneinander abgewogen (Vogt, 2019, S. 32).

3. **Vorbereitung:** Die Person hat sich fest vorgenommen, in den nächsten Tagen das Verhalten zu ändern. Dazu wurden bereits explizite Maßnahmen geplant, wie z.B. 3x/Woche sportliche Aktivität durchzuführen (Vogt, 2019, S. 31–32) oder einige Tage auf Zigaretten zu verzichten (Fuchs et al., 2012, S. 134).

4. **Handlung oder Umsetzung:** Das Verhalten wird geändert: Das Rauchen wird eingestellt; der Sportverein wird regelmäßig zum Training aufgesucht (Fuchs et al., 2012, S. 134; Vogt, 2019, S. 32).

5. **Aufrechterhaltung:** Die derzeitigen Verhaltensweisen werden zur Gewohnheit und über einen Zeitraum von mindestens sechs Monaten eingehalten.

6. **Stabilisierung:** (Termination): Das Verhalten ist komplett zur Selbstverständlichkeit geworden. Dies funktioniert allerdings nicht sofort, und oft sind mehrere Versuche notwendig (Vogt, 2019, S. 32).

Bei diesem Modell kann allerdings von jeder Stufe aus, ein Rückschritt möglich sein in eine der vorherigen Stufen. Generell können sich Individuen hier in jeder Richtung innerhalb des Modells bewegen. Vorteilhaft ist dabei, dass Personen stadienspezifisch identifiziert und somit mit entsprechenden Maßnahmen und Strategien in Richtung der dauerhaften Verhaltensänderung unterstützt werden können. Damit ist das TTM für praktische Ableitungen sehr bedeutsam (Fuchs et al., 2012, S. 134). Die SWE sowie die, auf das angestrebte Verhalten, wahrgenommenen Vorteile werden immer stärker, je weiter sich Personen innerhalb der Stufen vorwärtsbewegen. Dementsprechend nehmen die wahrgenommenen Nachteile ab (Pfeffer & Wegner, 2020, S. 541). Im TTM ist die Zeit ein zentraler Faktor. Personen haben in den verschiedenen Stufen unterschiedliche Bedürfnisse und brauchen somit unterschiedliche Unterstützungsangebote (Rehn, 2019, S. 94). Befindet sich eine Person in einem bestimmten Stadium, so braucht sie nur das eine passende Unterstützungsangebot; andere werden nicht benötigt. Diese „Matched Designs" sind effektiv und sparen Zeit und Aufwand (Lippke & Renneberg, 2006b, S. 49).

Im nachfolgenden Kapitel werden, auf der Grundlage des Transtheoretischen Modells der Verhaltensänderung, Strategien zur Umsetzung der Verhaltensveränderung am Beispiel Bewegung und sportlicher Aktivität für unterschiedliche Phasen im Prozess der Verhaltensänderung erläutert.

4 Strategien zur Umsetzung der Verhaltensänderung in verschiedenen Stufen im Prozess der Verhaltensänderung – abgeleitet vom TTM

Ausgangsszenario: Ein Klient, Herr J., wird auf Anraten seiner Hausärztin im ambulanten Rehasport- und Präventionszentrum vorstellig. Dort soll er am Präventionskurs „Herz-Kreislauf-Training" teilnehmen. Er ist adipös mit einem BMI von 34,0 kg/m² und leidet zudem an Bluthochdruck. Er soll deswegen Gewicht reduzieren. Bis jetzt hat er noch keine Ambitionen gehabt, sich körperlich zu betätigen und noch nicht darüber nachgedacht. Herr J. ist 41 Jahre alt, verheiratet und hat zwei Kinder im Grundschulalter. Beruflich geht er einer Bürotätigkeit nach.

4.1 Stufe der Absichtslosigkeit

Strategieentwicklung anhand des TTM:

Im **TTM** befindet sich Herr J. im Stadium der Absichtslosigkeit bzw. Präkontemplation. D.h., er denkt noch nicht über eine Verhaltensänderung nach und hat nicht vor, das in den nächsten sechs Monaten zu ändern (Heuse & Knoll, 2018, S. 249). Er ist für Informationen diesbezüglich nicht offen, und die wahrgenommenen Nachteile hinsichtlich des Zielverhaltens sind vorherrschend (Finne et al., 2021). Genau das können aber auch mögliche Gründe hierfür sein: Die Personen sind entweder gar nicht oder zu wenig informiert, oder sie sind bereits bei vergangenen Versuchen der Verhaltensänderung gescheitert. Sie vermeiden, über das Risikoverhalten nachzudenken oder sich diesbezüglich zu informieren (Rehn, 2019, S. 91). Ein Fortschreiten ins nächste Stadium (Absichtsbildung) ist ohne aktive Interventionen unmöglich.

Für das TTM werden folgende Strategien der Verhaltensänderung unterschieden: Die kognitiv-affektiven und die behavioralen Strategien (s. Tab. 2) (Pfeffer & Wegner, 2020, S. 543).

	Strategie	Erklärung
Kognitiv-affektiv	Steigern des Problembewusstseins (consciousness raising)	Bewusstes Wahrnehmen der resultierenden Konsequenzen und Erkennen von möglichen Änderungswegen aus dem Risikoverhalten
	Emotionales Erleben (dramatic relief)	Herstellen eines emotionalen Bezugs und persönlicher Betroffenheit zum Risikoverhalten und den Konsequenzen.
	Neubewertung der persönlichen Umwelt (environmental reevaluation)	Bewusstes Wahrnehmen von emotionalen und kognitiven Konsequenzen des Risiko- bzw. Zielverhaltens für die persönliche Umwelt
	Selbstneubewertung (self-reevaluation)	Bewusstes Erkennen emotionaler und kognitiver Konsequenzen des Risiko- bzw. Zielverhaltens für die eigene Person
	Wahrnehmen förderlicher Umweltbedingungen (social liberation)	Aktives Wahrnehmen und Bewusstmachen von Umweltbedingungen, die die Änderung des Risikoverhaltens erleichtern
Behavioral	Selbstverpflichtung (self-liberation, commitment)	Die Überzeugung, dass Veränderung möglich ist, und die Selbstverpflichtung, diese Veränderung auch umzusetzen
	Kontrolle der Umwelt (stimulus control)	Beseitigen von Auslösern des Risikoverhaltens und/oder Bereitstellen von Anreizen für ein günstiges Alternativverhalten
	Gegenkonditionierung (counter-conditioning)	Ersetzen von ungünstigen Verhaltensweisen durch günstiges Verhalten im Sinne der Problemlösung
	Nutzen hilfreicher Beziehungen (helping relationships)	Aktives Bitten um und Einforderung von konkreter sozialer Unterstützung, und auch die Fähigkeit, Hilfe annehmen zu können
	(Selbst-)Verstärkung (reinforcement management)	Bewusstes Einsetzen von Belohnungen (materiell und immateriell) für Schritte, die in die gewünschte Richtung führen

Tab. 2: Transtheoretisches Modell: Kognitiv-affektive und behaviorale Strategien zur Verhaltensänderung. Quelle: Eigene Darstellung, in Anlehnung an (Pfeffer & Wegner, 2020, S. 543).

Erstere beinhalten subjektive Bewertungsprozesse und emotionales Erleben hinsichtlich des Risikoverhaltens wie auch hinsichtlich des angestrebten Verhaltens. Sie sind v.a. in den Stadien Absichtslosigkeit und Absichtsbildung wichtig. Die behavioralen Strategien zielen auf die Umsetzung der gebildeten Motivation in tatsächliche Handlung ab und legen den Schwerpunkt auf die Stufen der Vorbereitung bis hin zur Aufrechterhaltung. Hiernach kann eine Planung stufenspezifischer Maßnahmen erfolgen, welche genau an die jeweiligen Bedürfnisse der Personen bestimmter Stadien adaptiert sind (Pfeffer & Wegner, 2020, S. 541–543).

Dabei scheinen bei der Reihenfolge der Strategien v.a. die kognitiv-affektiven im Kontext der körperlichen Aktivität zu dominieren (s. Abb. 7) (Pfeffer & Wegner, 2020, S. 544):

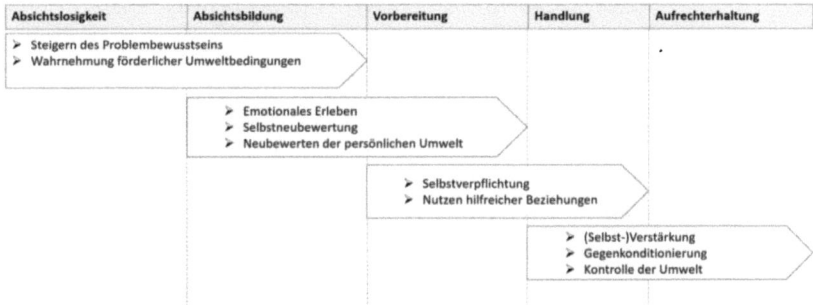

Abb. 7: „Der Einsatz der Veränderungsstrategien entlang der Stadien der Verhaltensänderung." Quelle: Eigene Darstellung, in Anlehnung an (Pfeffer & Wegner, 2020, S. 544)

Von dem Berge nennt folgende Interventionen im Stadium der Absichtslosigkeit (Berge, 2012, S. 240–241):

- Problembewusstsein des Klienten wecken: Zweifel wecken; Wahrnehmung von Risiken und Gefahren des Risikoverhaltens erhöhen (ohne dieses abzuwerten); Informationen vermitteln und über Probleme und Bewältigungsmöglichkeiten, in einer dem Klienten verständlichen Sprache und an seinen Wissensstand anknüpfend, aufklären
- Klient soll emotionalen Bezug zu den Informationen aufbauen; sowohl spürbare Folgen des bisherigen Verhaltens und auch mögliche positive Konsequenzen des Zielverhaltens sollen für sich und andere bewusst werden (Berge, 2012, S. 240–241).

Tabelle 3 zeigt demnach mögliche Interventionen für Herrn J. auf, abgeleitet vom TTM:

Interventionen zur Förderung der Bewegungsaktivität im Stadium der Absichtslosigkeit (Präkontemplation) nach dem TTM

Stufe 1 Absichtslosigkeit

> **Kurze Anamnese:** Vorwissen über die Krankheit und deren Bewältigungsmöglichkeiten? Bewältigungsversuche in der Vergangenheit? Subjektives Krankheitsverständnis (Berge, 2012, S. 241)? (Wichtig: Wertschätzende Motivierende Gesprächsführung)

> **Steigern des Problembewusstseins/der Risikowahrnehmung (Vulnerabilität)** durch Informationsvermittlung und Psychoedukation im Rahmen von Patientenschulungen und Patientenedukation:
> – Aufklärung und Informationsvermittlung über Adipositas und Bluthochdruck und den weiteren Verlauf, wenn das Problemverhalten (körperliche Inaktivität) beibehalten wird
> – Aufklärung über mögliche positive Folgen, wenn eine Verhaltensänderung umgesetzt wird (wie verbessert sich die Krankheit? Was kann mit Bewegung erreicht werden?)

> **Wahrnehmen förderlicher Umweltbedingungen:** Gibt es Personen in der Familie/im Freundeskreis, welche schon sportlich aktiv sind oder welche hierbei unterstützen? Vertrauensvolle Beziehung zw. Trainerin und Klient herstellen; Einstieg in eine homogene Bewegungsgruppe; wo liegen die Stärken/Ressourcen?

Tab.3: Interventionen zur Förderung der Bewegungsaktivität im Stadium der Absichtslosigkeit nach dem TTM. Quelle: Eigene Darstellung

Beschreibung der Interventionen:

Zunächst sollte eine **Anamnese** durchgeführt werden, um festzustellen, was genau Herr J. bereits über seine Erkrankung und den damit verbundenen Risiken weiß, und welche Informationen er noch benötigt, um ihn in Richtung Verhaltensänderung zu sensibilisieren. Wichtig ist es dabei, herauszufinden, ob es bereits Versuche zur Verhaltensänderung in der Vergangenheit gab, und wenn ja, welcher Art diese waren. Was hat funktioniert und was nicht? Hierbei lassen sich schon mögliche Anhaltspunkte identifizieren, welche sich zur Steigerung der **SWE** nutzen lassen können (z.B. Anknüpfung an sportliche Erfolge aus der Vergangenheit oder angenehme Erfahrungen im Zusammenhang mit Bewegung). Eine andere Quelle der SWE könnte eine Person aus der Familie oder dem Bekanntenkreis sein, welche vielleicht erfolgreich das angestrebte Verhalten umsetzen konnte. Die SWE kann weiterhin erhöht werden, indem der Klient dazu ermuntert wird, Wege zu Fuß oder mit dem Fahrrad zu erledigen (Mattukat, 2015, S. 68) (z.B. kleine Einkäufe oder andere Erledigungen). Ebenso kann er mehr Bewegung in den Alltag integrieren (Treppe statt Aufzug, das Auto etwas weiter weg parken und den Rest zu Fuß gehen). Gelingt ihm dies, so wird seine Zuversicht steigen, weitere körperliche Aktivität bewältigen zu können (Mattukat, 2015, S. 68). Die Gesprächsführung mit dem Klienten sollte dabei wertschätzend, ohne die Abwertung des bisherigen

Verhaltens und nach dem Prinzip der **motivierenden Gesprächsführung** erfolgen. Diese ist patientenzentriert und soll die betroffen Personen bei der Verhaltensänderung unterstützen, indem sie gezielt zum Aufbau und zur Steigerung der Motivation beiträgt (Lippke & Steinkopf, 2018, S. 107).

In einem weiteren Schritt sollte die **Risikowahrnehmung, bzw. das Problembewusstsein des Klienten gesteigert werden.** Dazu sollten ihm zunächst die positiven Folgen der Verhaltensänderung, also der Aufnahme von körperlicher Aktivität, erläutert werden, wie etwa eine verbesserte Gesundheit und höhere Lebenserwartung durch Gewichtsverlust und Senkung des Blutdrucks. Infolgedessen kann er Folgeerkrankungen (z.b. kardiovaskuläre Erkrankungen) abwenden. Er erlangt zudem mehr Beweglichkeit. Schließlich führt dies zu einer gesteigerten Lebensqualität. Auch die negativen Konsequenzen, bei Beibehaltung des aktuellen Verhaltens, sollten ihm aufgezeigt werden: Bluthochdruck ist ein Risikofaktor für weitere Erkrankungen, wie z.b. Schlaganfall, KHK (koronare Herzkrankheit) oder Herzinsuffizienz (Füzéki & Banzer, 2019, S. 337). Ebenso verhält es sich mit Adipositas. Bei einem BMI von 34,0 kg/m² liegt ein erhöhtes Risiko für Folgeerkrankungen vor (Wirth, 2015, S. 358). Im Sinne der Entscheidungsbalance sollte zugleich auf mögliche Nachteile der Verhaltensänderung verwiesen werden (z.B. Zeitaufwand für Bewegung). Je mehr der Klient sich über sämtliche Vor- und Nachteile bewusst ist, desto eher ist er in der Lage eine Verhaltensintention auszubilden (Mattukat, 2015, S. 68).

Weiterhin sollte bei Herrn J. die **Wahrnehmung förderlicher Umweltbedingungen** gesteigert werden. Das kann z.B. die vertrauensvolle Beziehung zwischen Trainerin und Klient sein, genauso, wie soziale Unterstützung in der Familie oder im Freundeskreis. Auch die zukünftige Teilnahme am Präventionskurs kann durch neue Kontakte die soziale Unterstützung erweitern. Darüber hinaus bemerkt er vielleicht die neuen gut ausgebauten Fuß- und Radwege in der Stadt, und er entdeckt, dass er den Park „um die Ecke" für kurze Spaziergänge nutzen kann. Zudem sollten noch weitere Ressourcen herausgearbeitet werden.

4.2 Stufe der Absichtsbildung

Herr J. wechselt jetzt über in das Stadium der Absichtsbildung. D.h., er denkt darüber nach, das Verhalten in den nächsten sechs Monaten zu ändern (aber nicht innerhalb der nächsten 30 Tage) (Heuse & Knoll, 2018, S. 249). Jetzt findet eine bewusste

Auseinandersetzung mit den Vor- und Nachteilen des Risiko- und des Zielverhaltens statt. Noch sehen die Betroffenen nicht genügend Vorteile in der Verhaltensänderung und können sich nicht zu einer Handlungsumsetzung durchringen. Allein das Wissen um die Risiken ist dazu noch nicht ausreichend. Es fehlt eine überzeugende Antwort nach dem „Wozu" des Zielverhaltens. Zur konkreten Handlung fehlt es zudem an SWE (Berge, 2012, S. 241). In dieser ambivalenten Kosten-Nutzen-Abwägung können sich Personen über einen längeren Zeitraum aufhalten (Rehn, 2019, S. 91).

Tabelle 4 zeigt mögliche Interventionen für Herrn J. auf, abgeleitet vom TTM.

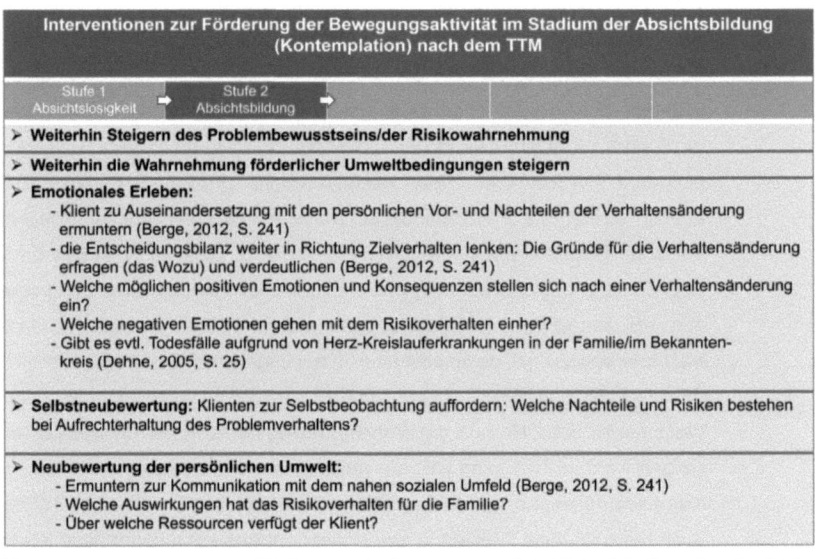

Tab. 4: Interventionen zur Förderung der Bewegungsaktivität im Stadium der Absichtsbildung nach dem TTM. Quelle: Eigene Darstellung

Beschreibung der Interventionen:

Innerhalb der **motivierenden Gesprächsführung** sollte weiterhin die **Risikowahrnehmung** gesteigert werden, ebenso wie **die Wahrnehmung förderlicher Umweltbedingungen** und die **SWE** (s. Kap. 4.1). Hinzu kommen jetzt Maßnahmen, mit welchen das **emotionale Erleben** des Problemverhaltens gefördert wird. Dabei geht es auch darum, die Entscheidungsbalance weiter in Richtung Verhaltensänderung zu beeinflussen. Durch das Auseinandersetzen mit den Vor- und Nachteilen einer Verhaltensänderung, wird dem Klient ermöglicht, eine Antwort auf die Frage nach dem „Wozu" zu finden (Berge, 2012, S. 241). Der Schwerpunkt liegt jetzt auf der Wahrnehmung aller negativen und positiven Emotionen im Zusammenhang mit dem Risiko- und Zielverhalten. Herr J. könnte z.b. danach gefragt werden, ob es in der Familie und/oder im Bekanntenkreis bereits Todesfälle aufgrund von kardiovaskulären Erkrankungen gab (Dehne, 2005, S. 25). Welche Einschränkungen erlebt er aufgrund seines Gewichts, und wie fühlt er sich damit? Hat er Angst vor weiteren Folgeerkrankungen? Wiegen die Nachteile einer Verhaltensänderung schwerer als die aktuellen Nachteile, welche aufgrund des bisherigen Verhaltens vorliegen? Wie würde es sich anfühlen, leichter und beweglicher (und gesünder) zu sein? Was empfindet er, wenn er sich diesen Zustand vorstellt? Diese Fragen finden ebenfalls Eingang in die **Selbstneubewertung.** Hierbei soll sich Herr J. vorstellen, welche positiven Aspekte sich aufgrund einer Verhaltensänderung einstellen würden, und inwieweit sich diese mit seinen Wertvorstellungen im Einklang befinden (Dehne, 2005, S. 25). Schließlich kommt es zu einer **Neubewertung der persönlichen Umwelt.** Die Kommunikation mit dem sozialen Umfeld des Klienten soll gefördert werden (Berge, 2012, S. 241). Der Klient soll sich mit den Auswirkungen des Risikoverhaltens auf sein unmittelbares Umfeld auseinandersetzen. Er sollte danach gefragt werden, welche Nachteile und Einschränkungen dadurch seine Familie erfährt. Wie wäre es für seine Frau und Kinder, wenn er fitter und gesünder wäre? Welche Auswirkungen hätte dies für sein berufliches Umfeld? Herr J. sollte dazu angeregt werden, sich in sein Umfeld hineinzuversetzen.

Kommt Herr J. am Ende der zweiten Stufe zu der Entscheidung, sein Verhalten innerhalb der nächsten sechs Monate ändern zu wollen, schreitet er fort in die dritte Stufe (Vorbereitung) (Heuse & Knoll, 2018, S. 249).

4.3 Stufe der Vorbereitung

Jetzt kommt es zu einem Anstreben des Zielverhaltens innerhalb der nächsten 30 Tage. Personen in diesem Stadium sind handlungsbereit und hochmotiviert. Es überwiegt die positive Gewinnerwartung (Berge, 2012, S. 242). Zusätzlich zu den bisher kognitiv-affektiven Strategien, kommen jetzt die behavioralen (verhaltensorientierten) Maßnahmen (s. Tab. 5). An diesem Punkt sollten die Betroffenen in ihrer Selbstverpflichtung zur Verhaltensänderung gestärkt werden. Darüber hinaus ist es wichtig, sie auf die tatsächliche Realisierung der Handlung vorzubereiten (Berge, 2012, S. 242).

Beschreibung der Interventionen:

Herr J. hat die Absicht gefasst, demnächst mit körperlicher Bewegung zu beginnen. Dies kann seitens der Trainerin unterstützt werden, indem sie Herrn J. weiterhin die Vorteile und die positiven Effekte regelmäßiger Bewegung aufführt und ihn somit in seinem Vorhaben bestärkt (Mattukat, 2015, S. 68). Um ihn in der Vorbereitungsphase optimal zu unterstützen, sollten jetzt **konkrete Pläne und Angebote** zur Umsetzung gemacht werden (Berge, 2012, S. 242). Beispielsweise wird mit Herrn J. vereinbart, dass er 2x pro Woche (montags und mittwochs) am Bewegungskurs teilnimmt. Um das besser realisieren zu können, informiert er darüber seine Familie, seinen Arbeitgeber und seine Kollegen, damit er pünktlich seinen Arbeitsplatz verlassen kann, um am Kurs teilnehmen zu können. Dafür kann er schon am Abend vorher seine Sporttasche packen und ins Auto legen, damit er direkt nach Feierabend zum Bewegungskurs fahren kann.

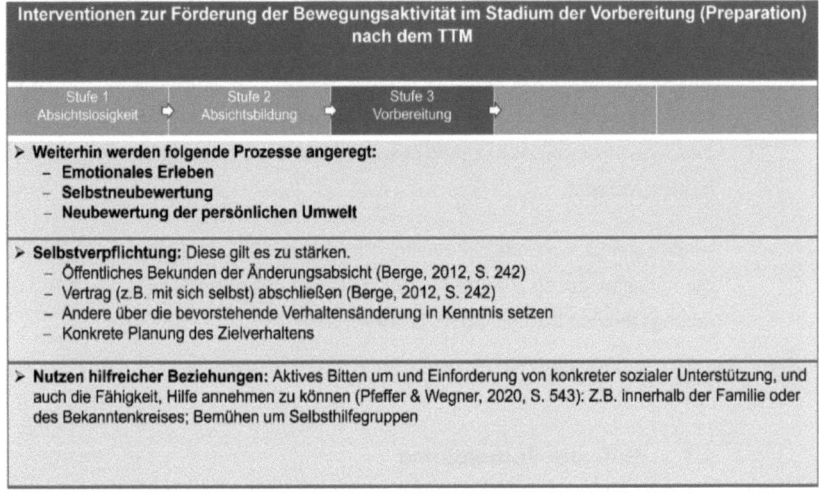

Tab. 5: Interventionen zur Förderung der Bewegungsaktivität im Stadium der Vorbereitung nach dem TTM. Quelle: Eigene Darstellung

Generell sollte er dazu ermuntert werden, sein Umfeld über seine bestehende Absicht in Kenntnis zu setzen **(Selbstverpflichtung)**. Darüber hinaus kann er entweder mit sich selbst oder mit seiner Familie (oder der Trainerin) einen Vertrag abschließen, in welchem er sich zur regelmäßigen Teilnahme am Bewegungskurs „verpflichtet". Gleichzeitig können Herrn J. weitere Bewegungsmöglichkeiten vermittelt werden, wie z.B. Radfahren oder Spazierengehen mit der Familie oder Gartenarbeit am Wochenende. Ebenso könnte er am Arbeitsplatz mehr Bewegung in seinen Berufsalltag integrieren:

Beispielsweise kann mit ihm die Vereinbarung geschlossen werden, dass er 3x/Woche die Mittagspause für Spaziergänge nutzt und mindestens 2x/Tag das Treppenhaus. Auch könnte er im Sommer mit dem Rad zur Arbeit fahren. Um hier möglichen Hindernissen zu begegnen, wie beispielsweise schlechtem Wetter, kann er sich im Vorfeld entsprechende Regenbekleidung besorgen.

Daneben kann Herr J. bei der **Nutzung hilfreicher Beziehungen** unterstützt werden. Hier bietet sich z.B. die Vermittlung von Selbsthilfegruppen an. Auch das Umhören im Freundeskreis oder am Arbeitsplatz nach möglichen Trainingspartnern (z.B. zusammen in der Mittagspause bewegen oder nach Feierabend Fahrradfahren) gehört dazu.

4.4 Stufe der Handlung

Die Verhaltensänderung wurde umgesetzt und besteht seit 30 Tagen (Heuse & Knoll, 2018, S. 249). Insgesamt ist diese die aktivste Stufe. Durch das bisher ausgeführte Zielverhalten wird die SWE gesteigert, und die positiven Effekte des günstigen Verhaltens werden wahrgenommen. Da diese Stufe mit einem hohen Aufwand einhergeht, ist jetzt das Risiko für mögliche Rückfälle in vorherige Stadien am höchsten (Berge, 2012, S. 242).

Tabelle 6 gibt einen Überblick über die Maßnahmen Im Stadium der Handlung:

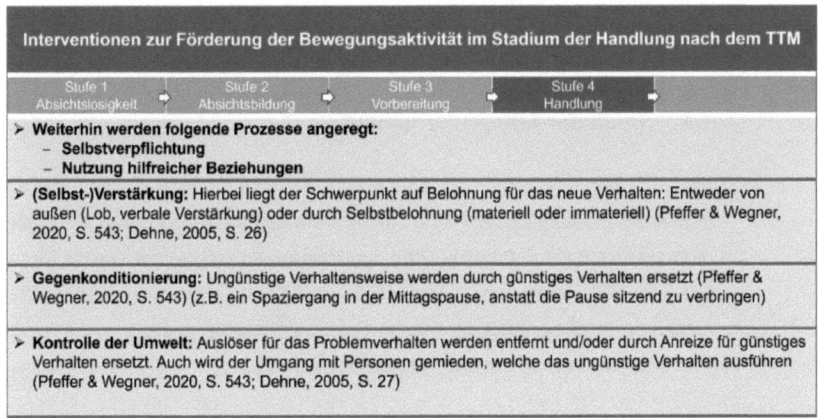

Tab. 6: Interventionen zur Förderung der Bewegungsaktivität im Stadium der Handlung nach dem TTM. Quelle: Eigene Darstellung

Beschreibung der Interventionen:

Herr J. hat mit der körperlichen Aktivität begonnen und geht seit vier Wochen zweimal wöchentlich zum Herz-Kreislauf-Training. Darüber hat er seine Familie und die Kollegschaft informiert und mitgeteilt, dass dies wichtige Termine für ihn sind. Für seine Verhaltensänderung wird er von seiner Frau, seiner Trainerin und von Teammitgliedern im Büro **gelobt**. Weil ihm das günstige Verhalten seit einigen Wochen gelingt, ist gleichzeitig seine **SWE** gestiegen. Auf Anraten der Trainerin hat er für den Kurs eine Fahrgemeinschaft mit einer weiteren Teilnehmerin des Kurses gebildet. Somit hat er eine zusätzliche Verpflichtung, diesem Termin nachzukommen, und das Absagen fällt ihm schwerer. Darüber hinaus hat die Trainerin die Teilnehmenden dazu ermuntert, eine WhatsApp-Gruppe zu starten. In dieser können sie sich gegenseitig motivieren und über ihre (Erfolgs-)Erlebnisse austauschen. Zusätzlich hat die Trainerin einen kleinen Wettbewerb für die Teilnehmenden organisiert, bei welchem Stempel o. Ä. für die regelmäßige Teilnahme gesammelt werden können. Das kann z.B. immer am Monatsende mit einer Kleinigkeit von der Trainerin **belohnt** werden (z.B. ein Schrittzähler als Belohnung) oder in Form von im Kursraum aushängenden Ranglisten sichtbar gemacht werden. Nach den ersten zwei Wochen der Teilnahme hat Herr J. sich und seine Frau mit einem Kinobesuch belohnt. Das möchte er jetzt regelmäßig wiederholen. Zudem hat er sich mit einem Kollegen verabredet, mindestens 2x/Woche die Mittagspause mit einem Spaziergang zu gestalten. Hat sein Kollege keine Zeit, so möchte er dies allein umsetzen. Damit er regelmäßig in der Firma das Treppenhaus benutzt, hat er von seiner Trainerin den Tipp erhalten, dies als Erinnerung mit einer Post-It-Notiz an seinem Arbeitsplatz sichtbar zu platzieren. Als zusätzlichen Anreiz soll er mit seiner Smart-Watch seine täglichen Schritte zählen, was seine SWE ebenfalls ansteigen lässt.

4.5 Stufe der Aufrechterhaltung

In diesem Stadium besteht eine stabile Verhaltensänderung über einen längeren Zeitraum (Heuse & Knoll, 2018, S. 249), typischerweise seit mehr als sechs Monaten (Berge, 2012, S. 242). Es gilt jetzt, einem möglichen Rückfall in vorherige Verhaltensmuster vorzubeugen (Pfeffer, 2010, S. 44). Im Fokus stehen hier weiterhin unterstützende Interventionen der behavioralen Strategien (s. Tab. 7).

Beschreibung der Maßnahmen:

Bei Herrn J. sollte jetzt die **Automatisierung des neuen Verhaltens** gefördert werden. Das beinhaltet den geeigneten Umgang mit potenziellen Schwierigkeiten, welche sich z.B. in Form von Motivationskrisen und Rückschritten äußern können. Hier gilt es, hilfreiche Strategien zu finden und Herrn J. zu vermitteln, dass dies zum Veränderungsprozess dazu gehört (Berge, 2012, S. 243). So sollte er z.B. bei einem Rückfall nicht die gesamte Verhaltensänderung in Frage stellen oder gar einstellen. Im Gegenteil dazu sollte er nicht zu streng mit sich sein und sich gelegentliche Rückfälle und „Pausen" verzeihen. V.a. kann hier aus Misserfolgserfahrungen gelernt und dies für eine Optimierung der Strategien genutzt werden. Im Zuge dessen sollten Herrn J. immer wieder die bisher erreichten Vorteile und positiven Effekte der Verhaltensänderung bewusst gemacht werden. Alles, was bisher zu dieser motiviert und beigetragen hat, sollte weiterhin genutzt und verstärkt werden (z.B. Lob, Belohnung) (Berge, 2012, S. 243).

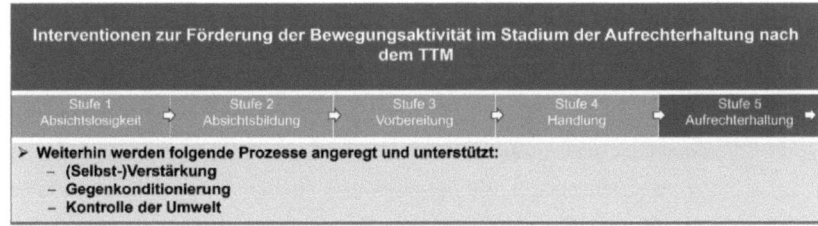

Tab. 7: Interventionen zur Förderung der Bewegungsaktivität im Stadium der Aufrechterhaltung nach dem TTM. Quelle: Eigene Darstellung.

Generell kann es im Prozess der Verhaltensänderung hin zu körperlicher Aktivität häufig zu Rückfällen in die körperliche Inaktivität kommen. Zudem erfolgt der Durchlauf der einzelnen Stufen selten linear (Pfeffer & Wegner, 2020, S. 543). Das Überspringen von Stufen oder auch das Stehenbleiben auf einer Stufe ist sehr wahrscheinlich (Berge, 2012, S. 243). Insgesamt ist die Umsetzung des Zielverhaltens zeitaufwändig und es bedarf in der Regel mehr als einen Versuch zur Umsetzung. Somit ist es möglich, dass die Verweildauer in den verschiedenen Stufen variiert – z.B. im Vergleich zum Prozess der Raucherentwöhnung (Pfeffer & Wegner, 2020, S. 543).

5   Kritische Diskussion

Während Aktivitäten der verhaltensorientierten Gesundheitsförderung und Prävention auf individueller Ebene Einfluss auf die Gesundheit von Menschen nehmen sollen, indem sie auf Wissen, Einstellungen und Verhalten einwirken, ist die Grundidee des verhältnisorientierten Ansatzes, Einfluss zu nehmen, über die Gestaltung der Rahmenbedingungen und Strukturen des menschlichen Lebens und Arbeitens (Dadaczynski & Paulus, 2018, S. 257) (siehe auch Kap. 2.3.1).

Mittlerweile ist aus der gesundheitspsychologischen Forschung bekannt, dass allein das Vorliegen einer Verhaltensintention dennoch nicht unbedingt zur Handlungsausführung ausreicht (Intentions-Verhaltens-Lücke, s. Kap. 1) (Dadaczynski & Paulus, 2018, S. 259–260).

Problematisch ist zudem, dass Maßnahmen der Verhaltensprävention überwiegend von Personen in Anspruch genommen werden, welche eher einen geringen Bedarf aufweisen, während Personen mit dem höchsten Bedarf schlecht erreichbar sind, wie z.B. Männer oder Personen mit niedrigem Sozialstatus (Präventionsdilemma). Ein weiterer Grund der Determinierung findet sich dann, wenn die Ursache des ungünstigen Verhaltens außerhalb des individuellen Einflussbereichs liegt. So kann etwa eine gesundheitsförderliche Verhaltensabsicht, wie beispielsweise mit dem Rad zur Arbeit zu fahren, dadurch erschwert werden, dass geeignete Radwege fehlen (Dadaczynski & Paulus, 2018, S. 260–262). Genau so könnte Herr J. in seiner Absicht, mehr Bewegung in seinen Alltag zu integrieren, Einschränkungen erfahren: Fehlende Grünflächen oder Parkanlagen erschweren Spaziergänge oder Laufeinheiten. Fehlende Selbsthilfegruppen verhindern den Erfahrungsaustausch und die Weiterentwicklung innerhalb der Peer Group. Und im Betrieb kann das Fehlen von verhältnisorientierten Bedingungen (z.B. keine Fahrradparkplätze) dazu führen, dass er sein Zielverhalten nicht oder nur schlecht umsetzen kann.

Ein Vorgehen, welches eine ganzheitliche Strategie verfolgt und somit verhaltens- und verhältnisorientierte Maßnahmen berücksichtigt, ist der Settingansatz. Settings sind anerkannte soziale Systeme, die Einwirkung auf die Gesundheit haben und so durch gezielte Maßnahmen beeinflusst werden können. Beispiele für Settings (oder auch Lebenswelten) sind Kitas, Schulen oder Betriebe (Dadaczynski & Paulus, 2018, S. 263–264). Denn es ist sinnvoll, präventive und gesundheitsförderliche Interventionen dort zu platzieren, wo Menschen einen Großteil ihrer Zeit verbringen (Bundesministerium für Gesundheit, 2016, S. 19).

Damit Herr J. optimal bei der Umsetzung und Aufrechterhaltung des günstigen Verhaltens unterstützt wird, sollten somit neben den verhaltensbasierten Maßnahmen auch die Verhältnisse in seinen Lebenswelten miteinbezogen werden. Dabei spielt der Betrieb eine zentrale Rolle. Da Menschen rund ein Drittel ihres Tages im Betrieb verbringen (Techniker Krankenkasse, 2016, S. 37), bietet sich hier die Lebenswelt „Arbeitsplatz" sehr gut für Maßnahmen zur Prävention und Gesundheitsförderung an (Techniker Krankenkasse, 2016, S. 40). Schon gemäß der Ottawa-Charta aus dem Jahr 1986 ist der Arbeitsplatz eine geeignete Lebenswelt zur Anwendung von Gesundheitsförderung. Hier kann demnach Gesundheitsverhalten gezielt beeinflusst werden. Darüber hinaus lassen sich hier Zielgruppen erreichen, welche sonst eher weniger auf derartige Präventionsangebote zurückgreifen (Barthelmes, Bödeker, Sörensen, Kleinlercher & Odoy, 2019, S. 71). So können etwa gesundheitliche Diskrepanzen zwischen Personen reduziert werden, was schließlich der Förderung der gesundheitlichen Chancengleichheit dient (Kurth, 2015, 241 und 247). Im Hinblick auf Unternehmen hat sich gezeigt, dass v.a. eine Kombination von verhaltens- und verhältnispräventiven Maßnahmen erfolgversprechend ist. Ebenda ist eine effektive Verhältnisprävention sogar voraussetzend für eine gelungene Verhaltensprävention (Barthelmes, Oster & Fiedler, 2012, S. 12). Im Kontext der Förderung der körperlichen Aktivität sollte eine gesundheitsförderliche Gestaltung der Arbeitswelt z.B. folgende Faktoren berücksichtigen: Eine ergonomische Arbeitsplatzgestaltung sowie eine Optimierung der Arbeitsorganisation (inkl. Arbeits- und Pausengestaltung) (Uhle & Treier, 2019, S. 170). Es sollten Bewegungsangebote vor Ort ermöglicht werden, ein gesundes und vollwertiges Kantinenangebot sowie flexible Arbeitszeitmodelle (Uhle & Treier, 2019, S. 177). Herr J. könnte z.B. ein firmeninternes Fitnessstudio oder einen Bewegungsraum nutzen. Durch flexible Arbeitszeiten wäre sichergestellt, dass er an seinem Bewegungskurs teilnehmen kann. Aktive, ergonomische Arbeitsplätze können ihm während der Schreibtischzeit zusätzliche Bewegung ermöglichen. Ebenso kann ein attraktiv gestaltetes Außengelände zu Spaziergängen während der Pausen motivieren. Denkbar wäre auch, dass Herr J. in den Pausen eine Tischtennisplatte oder einen Tischkicker nutzen kann. Und schließlich kann sein Wunsch, das Fahrrad für den Arbeitsweg zu nutzen, mit überdachten Fahrradparkplätzen und Umkleidemöglichkeiten sowie Duschen im Betrieb erleichtert werden (Eichhorn & Ott, 2019, S. 28). Eine attraktive und auffällige Treppenhaus-Gestaltung (Eichhorn & Ott, 2019, S. 38) könnte einen Anreiz für Herrn J. darstellen, das Treppenhaus häufiger zu nutzen. Aufgrund der diagnostizierten Adipositas, spielt auch die Ernährung für Herrn J. eine zentrale Rolle. Würde er die Absicht bilden, sich zukünftig gesünder und kalorienreduzierter zu ernähren, so würde ihm dies mit einem entsprechenden Nahrungsangebot in der Kantine erheblich leichter fallen.

Eine wichtige Beeinflussung der Verhältnisse im Betrieb erfolgt v.a. über eine gesundheitsförderliche Führung (Uhle & Treier, 2019, S. 168). Führungskräfte und Mitarbeitende treffen dabei als gleichwertige Partner aufeinander (Möltner, Benkhofer & Hülsbeck, 2016, S. 8). Im Rahmen der Arbeitsgestaltung generieren die Führungskräfte gesundheitsförderliche und motivierende Aufgaben mit ausreichend Handlungsspielraum. Sie verkörpern soziale Kompetenzen, wie Konfliktmanagement, Kommunikation, Motivation und Fairness (Uhle & Treier, 2019, S. 172–175). Führungskräfte können Einfluss auf die Gesundheit der Mitarbeitenden nehmen z.b. über die Arbeitsgestaltung und -bedingungen, über ihren eigenen Gesundheitszustand und, damit verbunden, über ihre Vorbildfunktion, nach welcher die Beschäftigten durch Beobachtungslernen (Modellernen) beeinflusst werden (Ulich & Wülser, 2017, S. 307). Dieses Modellernen kann wesentlich auf die SWE der Mitarbeitenden einwirken und zur Stärkung dieser beitragen

6   Fazit

Ziel dieser Arbeit war es, auf der Grundlage psychologischer Modelle des Gesundheitsverhaltens, Strategien für Umsetzungen zur Verhaltensänderung für Personen abzuleiten, welche sich in unterschiedlichen Stadien im Prozess der Verhaltensänderung befinden. Gesundheitsverhalten im positiven Sinne kann definiert werden als sämtliche Aktivitäten, die die Gesundheitsförderung und Krankheitsprävention unterstützen, wie z.B. regelmäßige körperliche Bewegung (Fuchs et al., 2012, S. 132). Es ist allgemein bekannt, dass körperliche Aktivität sich positiv auf die Gesundheit von Menschen auswirkt. Dennoch bewegen sich viele Menschen zu wenig. Über die Gründe dessen, und darüber, warum und wie sich Menschen generell in Bezug auf ihre Gesundheit verhalten, können theoretische Modelle des Gesundheitsverhaltens Aufschluss geben. Sie zeigen auf, welche Faktoren und Voraussetzungen dabei eine Rolle spielen. Sie dienen als Basis zur Entwicklung von Interventionen zur Beeinflussung und Änderung des Gesundheitsverhaltens. Unterschieden wird dabei nach kontinuierlichen Modellen, wie z.B. das Modell gesundheitlicher Überzeugungen, Stadienmodellen, bspw. das transtheoretische Modell der Verhaltensänderung und Hybridmodellen, wie das sozialkognitive Prozessmodell gesundheitlichen Handelns. Aus diesen Modellen gehen Kriterien und Konstrukte hervor, welche wichtige Prädiktoren für Verhalten darstellen können. In diesem Zusammenhang sind u.a. die Risikowahrnehmung, die soziale Unterstützung und die Selbstwirksamkeitserwartung zu nennen. Dieses letztere, von Bandura stammende, Konzept beschreibt die Überzeugung einer Person, mit den eigenen Fähigkeiten bestimmte

Handlungen und Anforderungen selbstständig und erfolgreich absolvieren zu können (Jerusalem, 2018, S. 127–128). Generell ist die SWE ein signifikanter Prädiktor für Gesundheitsverhalten (Jerusalem, 2018, S. 135). Ebenso ist die Planung ein entscheidender Faktor zur Umsetzung von Verhalten (Lippke & Renneberg, 2006b, S. 58). Genau diese Komponenten werden im TTM berücksichtigt. In diesem Stufenmodell können Personen, je nachdem, in welchem Stadium sie sich gerade befinden, mit stufenspezifischen Interventionen unterstützt werden: So liegt in den ersten Stufen (Absichtslosigkeit – Absichtsbildung – Vorbereitung) der Fokus überwiegend auf kognitiv-affektiven Strategien, wie z.B. dem Steigern des Problembewusstseins oder dem Wahrnehmen förderlicher Umweltbedingungen. Hier können die Betroffenen u.a. mit psychoedukativen Maßnahmen und der Vermittlung von Informationen unterstützt werden (z.B. Patientenschulungen). In den letzten Stufen (Handlung – Aufrechterhaltung – Stabilisierung) rücken dann immer mehr verhaltensorientierte Strategien in den Vordergrund, wie etwa Maßnahmen der Selbstverpflichtung und der (Selbst-)Verstärkung, was u.a. mit Lob und Belohnung gefördert werden kann. Neben dem verhaltensbasierten Ansatz ist es ebenso wichtig, über die Verhältnisse die Gesundheit zu fördern, also über die Gestaltung der Rahmenbedingungen der Lebens- und Arbeitswelten (Settings) von Menschen. Dies kann die Gesundheitsförderung in der Schule genauso betreffen, wie im Betrieb oder in der Kommune, eben dort, wo Menschen die meiste Zeit verbringen. Verhältnis- und verhaltensbasierte Maßnahmen sollten im Optimalfall kombiniert angewendet werden, denn sie stellen wechselseitig eine sinnvolle und notwendige Ergänzung dar. Möchten Menschen beispielsweise häufiger spazieren gehen, und es mangelt an Parks und Grünflächen, so wird ihnen dieses Vorhaben erschwert. Oder anders formuliert: Ohne gesundheitsförderliche Lebens- und Arbeitsverhältnisse kann das Individuum nur mühevoll oder sogar gar nicht sein angestrebtes gesundheitsstärkendes Verhalten ausüben.

Literaturverzeichnis

Barthelmes, I., Bödeker, W., Sörensen, J., Kleinlercher, K.-M. & Odoy, J. (2019). iga.Report 40. Wirksamkeit und Nutzen arbeitsweltbezogener Gesundheitsförderung und Prävention, 1–110. Zusammenstellung der wissenschaftlichen Evidenz 2012 bis 2018. Zugriff am 30.11.2021. Verfügbar unter: https://www.iga-info.de/fileadmin/redakteur/Veroeffentlichungen/iga_Reporte/Dokumente/iga-Report_40_Wirksamkeit_und_Nutzen_Gesundheitsfoerderung_Praevention.pdf

Barthelmes, I., Oster, S. & Fiedler, M. (2012). iga.Fakten 3. Gesund leben - auch am Arbeitsplatz Möglichkeiten der betrieblichen Prävention von lebensstilbezogenen Erkrankungen (1. Auflage September 2012).

Berge, U. von dem. (2012). Zu Verhaltensänderungen motivieren. Psych. Pflege Heute, 18(05), 239–245. https://doi.org/10.1055/s-0032-1327013

Bundesministerium für Gesundheit. (2016). Ratgeber zur Prävention und Gesundheitsförderung (9. Auflage). Berlin. Verfügbar unter: https://www.bundesgesundheitsministerium.de/fileadmin/Dateien/5_Publikationen/Praevention/Broschueren/2016_BMG_Praevention_Ratgeber_web.pdf

Dadaczynski, K. & Paulus, P. (2018). Verhaltens- und Verhältnisprävention. In C.-W. Kohlmann, C. Salewski & M. A. Wirtz (Hrsg.), Psychologie in der Gesundheitsförderung (1. Auflage, S. 257–268). Bern: Hogrefe.

Dehne, L. (2005). Die Stufen der Verhaltensänderung für die Verbesserung der Mundhygiene. Zugriff am 05.05.2022. Verfügbar unter: https://web.archive.org/web/20200301061407id_/https://mhh-publikationsserver.gbv.de/servlets/MCRFileNodeServlet/mhh_derivate_00000201/diss-dehne_a.pdf

Dewitt, T. (2021). Selbstregulationsstrategien und Gesundheitsverhalten. Wiesbaden: Springer Fachmedien Wiesbaden. https://doi.org/10.1007/978-3-658-35105-2

Eichhorn, D. & Ott, I. (2019). iga.Report 38. Nudging im Unternehmen (1. Auflage). Den Weg für gesunde Entscheidungen bereiten. Dresden. Verfügbar unter: file:///C:/Users/andre/Downloads/Gesundheitspsychologie/iga-Report_38_Nudging_im_Unternehmen.pdf

Faltermaier, T. (2016). *Gesundheitspsychologie* (Urban-Taschenbucher, v.571, 2nd ed.). Stuttgart: Kohlhammer Verlag. Verfügbar unter: https://ebookcentral.proquest.com/lib/kxp/detail.action?docID=4818846

Finne, E., Gohres, H. & Seibt, A. C. (BZgA Bundeszentrale für gesundheitliche Aufklärung, Hrsg.). (2021, 12. Oktober). *Erklärungs- und Veränderungsmodelle I: Einstellungs- und Verhaltensänderungen*. Zugriff am 11.01.2022.

Fuchs, R., Bolliger-Salzmann, H. & Abel, T. (2012). 4.4 Gesundheitsverhalten und Lebensstile. In M. Egger & O. Razum (Hrsg.), *Public Health* (S. 132–142). Berlin, Boston: De Gruyter. https://doi.org/10.1515/9783110255416.132

Füzéki, E. & Banzer, W. (2019). Bewegung und Gesundheit. In R. Haring (Hrsg.), *Gesundheitswissenschaften* (Springer Reference Pflege – Therapie – Gesundheit, S. 333–346). Berlin, Heidelberg: Springer Berlin Heidelberg. https://doi.org/10.1007/978-3-662-58314-2_32

Heuse, S. & Knoll, N. (2018). Modelle des Gesundheitsverhaltens. In C.-W. Kohlmann, C. Salewski & M. A. Wirtz (Hrsg.), *Psychologie in der Gesundheitsförderung* (1. Auflage, S. 243–255). Bern: Hogrefe.

Jerusalem, M. (2018). Selbstwirksamkeit. In C.-W. Kohlmann, C. Salewski & M. A. Wirtz (Hrsg.), *Psychologie in der Gesundheitsförderung* (1. Auflage, S. 127–139). Bern: Hogrefe.

Kurth, B.-M. (2015). *Gesundheit in Deutschland. Gesundheitsberichterstattung des Bundes : gemeinsam getragen von RKI und DESTATIS* (Beiträge zur Gesundheitsberichterstattung des Bundes, 1. Auflage). Berlin: Robert Koch-Institut. https://doi.org/10.17886/rkipubl-2015-003

Lee, I.-M., Shiroma, E. J., Lobelo, F., Puska, P., Blair, S. N. & Katzmarzyk, P. T. (2012). Effect of physical inactivity on major non-communicable diseases worldwide: an analysis of burden of disease and life expectancy. *The Lancet*, *380*(9838), 219–229. https://doi.org/10.1016/S0140-6736(12)61031-9

Lippke, S. & Renneberg, B. (2006a). Inhalte der Gesundheitspsychologie, Definition und Abgrenzung von Nachbarfächern. In B. Renneberg & P. Hammelstein (Hrsg.), *Gesundheitspsychologie* (Springer-Lehrbuch, S. 3–5). Berlin, Heidelberg: Springer Berlin Heidelberg. https://doi.org/10.1007/978-3-540-47632-0_1

Lippke, S. & Renneberg, B. (2006b). Theorien und Modelle des Gesundheitsverhaltens. In B. Renneberg & P. Hammelstein (Hrsg.), *Gesundheitspsychologie* (Springer-Lehrbuch, S. 35–60). Berlin, Heidelberg: Springer Berlin Heidelberg. https://doi.org/10.1007/978-3-540-47632-0_5

Lippke, S. & Schüz, B. (2019). Modelle gesundheitsbezogenen Handelns und Verhaltensänderung. In R. Haring (Hrsg.), *Gesundheitswissenschaften* (Springer Reference Pflege – Therapie – Gesundheit, S. 299–310). Berlin, Heidelberg: Springer Berlin Heidelberg. https://doi.org/10.1007/978-3-662-58314-2_29

Lippke, S. & Steinkopf, J. (2018). Motivation für gesundheitsförderliches Verhalten. In C.-W. Kohlmann, C. Salewski & M. A. Wirtz (Hrsg.), *Psychologie in der Gesundheitsförderung* (1. Auflage, S. 99–111). Bern: Hogrefe.

Mattukat, K. (2015). *Die Bewegungsmotivation von Rehabilitanden mit entzündlich-rheumatischen Erkrankungen vor dem Hintergrund des Transtheoretischen Modells der Verhaltensänderung.*

Möltner, H., Benkhofer, S. & Hülsbeck, M. (2016). *Gesunde Führung. Begleitstudie zur Mindful Leadership Konferenz am 8./9. April 2016 an der Universität Witten/Herdecke.* Zugriff am 28.03.2022. Verfügbar unter: http://mindful-leadership-konferenz.de/wp-content/uploads/2016/04/Studie-MIndful-Leadership.pdf

Pawlik, L.. Todesursache: Bewegungsmangel: Die ignorierte Pandemie des digitalen Lebens, der Arbeit und der Bildung. *Padiatrie und Padologie* [Cause of Death: Lack of Movement], (56), 8–14. https://doi.org/10.1007/s00608-020-00859-1

Pfeffer, I. (2010). *Motivation zur Verhaltensänderung im gesundheitsorientierten Sport. Effekte einer psychologischen Intervention in 12-wöchigen Ausdauersportkursen* (Sportwissenschaften, Bd. 4, [2. Aufl.]. Zugl.: Leipzig, Univ., Diss., 2007. Berlin: Lehmanns Media.

Pfeffer, I. & Wegner, M. (2020). Modelle zur Erklärung der Veränderung von Gesundheitsverhalten und körperlicher Aktivität. In J. Schüler, M. Wegner & H. Plessner (Hrsg.), *Sportpsychologie* (S. 533–549). Berlin, Heidelberg: Springer Berlin Heidelberg. https://doi.org/10.1007/978-3-662-56802-6_23

Pietrowsky, R. (2006). Ernährung. In B. Renneberg & P. Hammelstein (Hrsg.), *Gesundheitspsychologie* (Springer-Lehrbuch, S. 173–194). Berlin, Heidelberg: Springer Berlin Heidelberg. https://doi.org/10.1007/978-3-540-47632-0_11

Pietrowsky, R. (2019). Ernährung und Gesundheit. In R. Haring (Hrsg.), *Gesundheits-wissenschaften* (Springer Reference Pflege – Therapie – Gesundheit, S. 323–332). Berlin, Heidelberg: Springer Berlin Heidelberg. https://doi.org/10.1007/978-3-662-58314-2_31

Rausch, M. (2019). Gesundheitsförderung und Prävention in den Gesundheitsberufen. In R. Haring (Hrsg.), *Gesundheitswissenschaften* (Springer Reference Pflege – Therapie – Gesundheit, S. 377–389). Berlin, Heidelberg: Springer Berlin Heidelberg. https://doi.org/10.1007/978-3-662-58314-2_35

Rehn, J. (2019). Medizinische und gesundheitspsychologische Theoriemodelle. In J. Rehn (Hrsg.), *Gesunde Gestaltung* (S. 45–100). Wiesbaden: Springer Fachmedien Wiesbaden. https://doi.org/10.1007/978-3-658-23555-0_3

Robert Koch-Institut. (2020). *Gesundheitsförderung,* Robert Koch-Institut. Zugriff am 12.05.2022. Verfügbar unter: https://www.rki.de/DE/Content/GesundAZ/G/Gesund-heitsfoerderung/Gesundheitsfoerderung_inhalt.html

Salewski, C. & Opwis, M. (2018). Gesundheitsbezogenes Verhalten. In C.-W. Kohl-mann, C. Salewski & M. A. Wirtz (Hrsg.), *Psychologie in der Gesundheitsförderung* (1. Auflage, S. 31–43). Bern: Hogrefe.

Schüz, B. & Möller, A. (2006). Prävention. In B. Renneberg & P. Hammelstein (Hrsg.), *Gesundheitspsychologie* (Springer-Lehrbuch, S. 143–155). Berlin, Heidelberg: Sprin-ger Berlin Heidelberg. https://doi.org/10.1007/978-3-540-47632-0_9

Schüz, B. & Renneberg, B. (2006). Theoriebasierte Strategien und Interventionen in der Gesundheitspsychologie. In B. Renneberg & P. Hammelstein (Hrsg.), *Gesundheits-psychologie* (Springer-Lehrbuch, S. 123–139). Berlin, Heidelberg: Springer Berlin Heidelberg. https://doi.org/10.1007/978-3-540-47632-0_8

Schwarzer, R. (2004). *Psychologie des Gesundheitsverhaltens. Einführung in die Ge-sundheitspsychologie* (3., überarbeitete Auflage). Göttingen, Bern, Toronto, Seattle, Oxford, Prag: Hogrefe. Verfügbar unter: http://www.socialnet.de/rezensio-nen/isbn.php?isbn=978-3-8017-1816-9

Techniker Krankenkasse. (2016). *Beweg Dich, Deutschland!* Zugriff am 06.12.2021. Ver-fügbar unter: https://www.tk.de/re-source/blob/2026646/0aa4b08bf5b67b8495dce9b24b2c3bac/tk-bewegungsstudie-2016-data.pdf

Uhle, T. & Treier, M. (2019). *Betriebliches Gesundheitsmanagement. Gesundheitsförderung in der Arbeitswelt - Mitarbeiter einbinden, Prozesse gestalten, Erfolge messen* (4., vollständig aktualisierte und erweiterte Auflage). Wiesbaden, Heidelberg: Springer. https://doi.org/10.1007/978-3-658-25410-0

Ulich, E. & Wülser, M. (2017). *Gesundheitsmanagement in Unternehmen. Arbeitspsychologische Perspektiven* (Uniscope. Publikationen der SGO Stiftung Ser, 7th ed.). Wiesbaden: Gabler. Verfügbar unter: https://ebookcentral.proquest.com/lib/kxp/detail.action?docID=5117940

Vogt, I. (2019). Grundlagen der Gesundheitspsychologie. In R. Haring (Hrsg.), *Gesundheitswissenschaften* (Springer Reference Pflege – Therapie – Gesundheit, S. 29–36). Berlin, Heidelberg: Springer Berlin Heidelberg. https://doi.org/10.1007/978-3-662-58314-2_4

Wirth, A. (2015). Diagnostik und Ätiologie der Adipositas. In S. Herpertz, M. Zwaan & S. Zipfel (Hrsg.), *Handbuch Essstörungen und Adipositas* (S. 357–369). Berlin, Heidelberg: Springer Berlin Heidelberg. https://doi.org/10.1007/978-3-642-54573-3_46

Wirtz, M. A., Kohlmann, C.-W. & Salewski, C. (2018). Gesundheitsförderung und Prävention - die psychologische Perspektive. In C.-W. Kohlmann, C. Salewski & M. A. Wirtz (Hrsg.), *Psychologie in der Gesundheitsförderung* (1. Auflage, S. 13–27). Bern: Hogrefe.